BEI GRIN MACHT SICH IHR WISSEN BEZAHLT

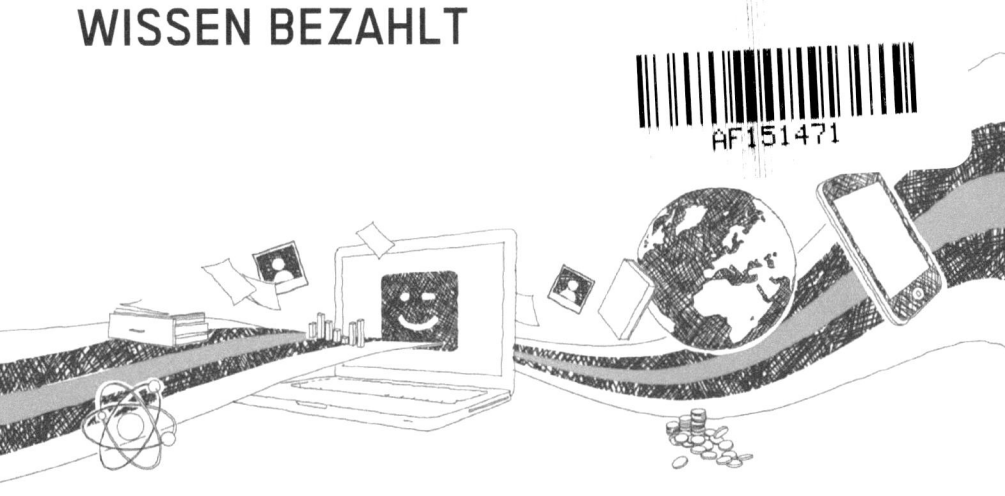

- Wir veröffentlichen Ihre Hausarbeit, Bachelor- und Masterarbeit

- Ihr eigenes eBook und Buch - weltweit in allen wichtigen Shops

- Verdienen Sie an jedem Verkauf

Jetzt bei www.GRIN.com hochladen und kostenlos publizieren

GRIN

Bibliografische Information der Deutschen Nationalbibliothek:

Die Deutsche Bibliothek verzeichnet diese Publikation in der Deutschen National-
bibliografie; detaillierte bibliografische Daten sind im Internet über http://dnb.d-
nb.de/ abrufbar.

Impressum:

Copyright © 2014 GRIN Verlag, Open Publishing GmbH
Druck und Bindung: Books on Demand GmbH, Norderstedt Germany
ISBN: 978-3-668-17519-8

Dieses Buch bei GRIN:

http://www.grin.com/de/e-book/318336/subjektive-vorstellungen-von-gesundheit-
und-krankheit-bei-yogalehrenden

Kevin Kockot, Luisa Faller

Subjektive Vorstellungen von Gesundheit und Krankheit bei Yogalehrenden. Eine qualitative Erhebung

GRIN Verlag

GRIN - Your knowledge has value

Der GRIN Verlag publiziert seit 1998 wissenschaftliche Arbeiten von Studenten, Hochschullehrern und anderen Akademikern als eBook und gedrucktes Buch. Die Verlagswebsite www.grin.com ist die ideale Plattform zur Veröffentlichung von Hausarbeiten, Abschlussarbeiten, wissenschaftlichen Aufsätzen, Dissertationen und Fachbüchern.

Besuchen Sie uns im Internet:

http://www.grin.com/

http://www.facebook.com/grincom

http://www.twitter.com/grin_com

Qualitative Forschungsmethoden in den
Gesundheitswissenschaften

Subjektive Vorstellungen von Gesundheit und Krankheit bei YogalehrerInnen
-
Eine qualitative Erhebung

Kevin Kockot

Inhaltsverzeichnis

1. Einleitung 4

  1.1 Entwicklung der Idee für die Themenstellung 4

  1.2 Theoretischer Hintergrund 4

  1.3 Entwicklung einer gesundheitswissenschaftlichen Fragestellung 5

2. Methodik..6

  2.1 Begründung des qualitativen Forschungsansatzes 6

  2.2 Design der Studie 7

  2.3 Sample und Zugang zum Feld 8

  2.4 Datenerhebung: Begründung des Ansatzes eines qualitativen Leitfaden-Interviews 9

  2.4 Durchführung der Interviews und Interviewprotokoll.................................10

  2.5 Transkription der Interviews 12

3. Ergebnisse 12

  3.1 Datenauswertung..12

  3.2 Ergebnisse..13

  3.3 Interview 14

  3.4 Teilnehmerinnen 14

  3.5 Subjektive Vorstellungen von Krankheit und Gesundheit 14

  3.6 Coping 15

  3.7 Gesundheitshandeln 16

  3.8 Exklusivitätsanspruch von Yoga...17

4. Diskussion..17

  4.1 Diskussion der Ergebnisse und methodische Reflexion 17

  4.2 Argumentative Interpretationsabsicherung 17

  4.3 Regelgeleitetheit 18

  4.4 Nähe zum Gegenstand 18

  4.5 Kommunikative Validierung..18

  4.6 Triangulation 18

5. Inhaltsverzeichnis..20

6. Anhang...21

  6.1 Interviewleitfaden 21

  .6.2 Ankerbeispiele zu deduktiven Kategorie..22

[Hinweis: Interview Transkription nicht enthalten]

1. Einleitung

1.1 Entwicklung der Idee für die Themenstellung

Im Kurs Methoden der qualitativen Gesundheitsforschung im Wintersemester 2013/14 kam es zur Aufgabenstellung eine gesundheitswissenschaftlich relevante qualitative Fragestellung selbstständig zu bearbeiten. Dabei sollte es darum gehen unter Anwendung der qualitativen Methoden Praxiserfahrung in diesem Bereich zu sammeln.

Die Kommilitonin Luisa Faller und Ich fanden sich zur Bearbeitung dieser Aufgabenstellung zusammen und entschlossen uns nach entsprechender Beratung eine Fragestellung zu finden, welche mit dem Themenfeld des Yoga zutun hat. Luisa Faller konnte in diesem Gebiet bereits aus der Erfahrung eigener Anwendung schöpfen, während das Thema für mich bis dato potentiell sehr interessant, aber unerschlossen war. Diese Herangehensweise zeigt, dass die Entscheidung für dieses Forschungsfeld mit den lebenspraktischen Interessen des Forschers eng verknüpft ist (Flick, von Kardorff, Keupp, von Rosenstiel, & Wolff, 1995, S. 148)

1.2 Theoretischer Hintergrund

Entlang des Bund Deutscher Yoga-Lehrer (BDY) begann sich Yoga in den 40er Jahren in Deutschland mit unterschiedlicher Dynamik zu verbreiten und erreichte die heutige Popularität (Berufsverband der Yogalehrenden in Deutschland e.V., 2014) Es gibt laut dem Verband rund 5 Millionen Menschen, die in Deutschland regelmäßig Yoga ausüben, während zeitgleich rund 20.000 Lehrende ausgemacht werden können.

Die älteren Texte des ursprünglichen Hatha-Yoga stellen die Praxis als „heilend, gesundheitsförderlich und lebensverlängernd" dar (Upaniṣad 2007; zitiert nach Baier 2011). Hierbei sind die ersten Aufzeichnungen zum Yoga bereits rund 5000 Jahre alt. Aus dem traditionellen Verständnis heraus soll es eine Methode darstellen „Körper, Geist und Seele in höchste Harmonie zu bringen" (Sterzenbach, 2010, S. 13).

In den wissenschaftlichen Disziplinen unterscheidet man Yoga-Studies, welche die Ergründung der geschichtlichen und philosophischen Ursprünge sowie Entwicklungen zum Ziel haben sowie die empirischen Yoga-Studien. Letztere konzentrieren sich auf die medizinische und therapeutische Wirksamkeit von Yoga, wobei rituelle Aspekte weitgehend aus dem Blickfeld genommen werden (Baier, 2011, S. 217). Dabei ist die Wirksamkeit der positiven Folgen von Yoga in verschiedenen Zielgruppen oft empirisch gestützt. So sollen unter anderem Angestellte, Kinder oder Depressive davon profitieren (Schäfer, 2013, S. 2). Es lassen sich hierbei positive Effekte auf körperliche Beschwerden wie Osteoporose und rheumatoide Arthritis (Ward, Stebbings, Cherkin, & Baxter, 2013) oder kardiovaskuläre Probleme (Bandi, et al., 2014) zeigen. Zudem gibt es empirische Hinweise darauf, dass Yoga hinsichtlich Rückenschmerzen anderen Behandlungsformen sogar überlegen zu sein könnte (Hill, 2013). Auch auf der Ebene des Befindens und der psychischen Zustände gibt es starke Hinweise auf eine positive Wirksamkeit. So ist laut Schäfer von „weniger Anspannung und Unsicherheit, ein klarerer Kopf, mehr Zuversicht und Energie in anstrengenden Situationen" und einem insgesamt verbesserten Wohlbefinden die Rede (Schäfer, 2013, S.2). Dabei soll die Wirksamkeit von Yoga sogar der Wirksamkeit des Autogenen Trainings überlegen sein (Fuchs, 2010, S. 20).

1.3 Entwicklung einer gesundheitswissenschaftlichen Fragestellung

Die Untersuchung konzentriert sich auf die Lehrenden des Yoga, um sich dieser Zielgruppe für eine vertiefende qualitative Analyse anzunähern. In der weitergehenden Aushandlung der Aufgabenstellung hat sich für die Autoren die Frage herausgestellt, wie sich die Vorstellungen von Gesundheit und Krankheit von Yogalehrern gestalten. Es ergab sich die Vorannahme, dass durch die lehrende Tätigkeit, unter dem Eindruck vorrangehend beschriebener potentiell positiver Wirkung auf die Anwender, auch einen Einfluss auf die grundsätzlichen Annahmen und Konzepte gegenüber den Begriffen Gesundheit und Krankheit der betreffenden Personen entsteht. Dieses Spektrum ist angelehnt an das salutogenetische Grundmodell von Antonowsky, welches ein Gesundheitskontinuum mit den beiden Extremen Gesundheit und Krankheit beschreibt (Antonowsky, 1979, S. 184 f.).

Weiter gestaltete sich die Frage, welche Erkenntnisse sich hinsichtlich des persönlichen Gesundheitshandelns gewinnen lassen. Das Gesundheitshandeln fragt nach persönlicher Motivation und Antrieb für ein absichtsvolles Tun in Gesundheitsbelangen, welches aus Sicht des Handelnden subjektiv mit den eigenen Gesundheitsvorstellungen verbunden ist (Faltermeier, 2005, S. 200). Weiter sollte an die Befragten die Frage des Coping bei Stress und Belastungen gerichtet werden. Einerseits, um zu verstehen welche subjektiv empfundenen Anforderungen subjektiv als Stressoren genannt werden, anderseits sollte aus den Antworten generiert werden können, welche Handlungsaktivitäten als Bewältigungsbemühungen eingeleitet werden, um Wohlbefinden wieder herzustellen ((Faltermeier, 2005, S. 100).

Schließlich sind diese Aspekte wichtig, um Rückschlüsse auf die subjektiven Konzepte und Theorien von Gesundheit und Krankheit (Flick, 1998, S.13 ff.) sowie dem Gesundheitsbewusstsein zu ziehen (Faltermeier, 2005, S. 191 ff.).

Die genannten Punkte sind insbesondere interessant unter Beachtung der genannten philosophischen Grundgedanken und der Nachweise zur Wirksamkeit von Yoga.

In diesem Sinne wurde die Fragestellung entwickelt:

Wie sind die subjektiven Vorstellungen von YogalehrerInnen in Bezug auf Gesundheit und Krankheit? (Persönlicher Umgang sowie eigenes Gesundheitshandeln)

Der Fokus auf die subjektiven Vorstellungen sollte verhindern, dass lediglich die Grundgedanken der Yoga-Philosophie in der Rolle Lehrenden beschrieben werden.

Die Grundgesamtheit der Yoga-LehrerInnen schließt alle und Schulen des Yoga sowie Geschlechter der befragten Personen ein, da in dieser Sache kein Anlass für eine Trennung oder Wertigkeit unterschiedlicher Ausrichtungen aus Sicht der Forscher gefunden wurde. Gleiches gilt für den Umfang der Erfahrung oder der berufliche Status (Vollzeit oder Nebentätigkeit). Schließlich war auch die Mitgliedschaft in Bund Deutscher Yogalehrenden kein explizites Kriterium, da es Leute ausschließen würde die Ihre Vorerfahrung möglicherweise im Ausland (z.B. Indien) erworben haben, aber trotzdem in Deutschland praktizieren. So waren die genannten Punkte keine Kriterien für die Auswahl bestimmter Lehrer zur späteren Kontaktaufnahme und gelten eher als Einschlusskriterien.

2. Methodik

2.1 Begründung des qualitativen Forschungsansatzes

Die Grundannahme, dass in der qualitativen Forschung das Verstehen des Gegenstands die Auswahl der Methoden bestimmt, soll in dieser Arbeit einen Leitgedanken darstellen (Mayring, 2002, S. 8). Somit ist die quantitative Forschung, in Abgrenzung zur qualitativen Herangehensweise ein starres Verfahren, das in der Regel mit einem festen Methodensatz diverse Gegenstandsgebiete untersucht. Das qualitative Vorgehen impliziert einen Fokus auf Subjekte, der Anspruch der Verallgemeinerbarkeit rückt dabei in den Hintergrund (Mayring, 2002, S. 20 ff.) Ferner kann der qualitative Anspruch des Verstehens auch als Überwindung des quantiativen Positivismus gedeutet werden (Murray & Chamberlain, 1998, S. 292). Somit passt diese Fragestellung sehr gut in die Grundgedanken einer qualitativen Analyse, da bereits durch die Fragestellung der Subjektbezug (subjektive Sichtweisen) vorgegeben wurde. Da wie eingangs gezeigt, die medizinische Wirksamkeit in der Regel mit quantitativen Methoden analysiert wird, können jedoch die Wirkmechanismen der eigentlichen Ursachen einer positiven Wirkung durch die Yogapraxis nicht immer hinlänglich erklärt werden. Das ist insofern interessant, da durch die Wirkweise von Yoga direkte oder indirekte Einflüsse auf die Ansichten der Praktizierenden im Vorfeld vermutet werden konnten.

Der Autor Uwe Flick gibt mit dem Buch „Subjektive Vorstellungen von Gesundheit und Krankheit. Überblick und Einleitung." (1998) eine Übersicht qualitativer Ergebnisse zu dem Thema anhand verschiedener Zielgruppen. Er unterscheidet die Ergebnisse innerhalb verschiedener Altersgruppen, der Geschlechterspezifik, kultureller Einflüsse und bei Patienten und Angehörigen (Flick, Uwe, 1998). Das spezielle Themenfeld der Yogalehrer konnte hier nicht ausgemacht werden, wodurch sich ein qualitativer Forschungsbedarf ableiten lässt.

2.2 Design der Studie

Der Autor Uwe Flick beschreibt den qualitativen Forschungsprozess als Abfolge von Entscheidungen (Flick, von Kardorff, Keupp, von Rosenstiel, & Wolff, 1995, S. 148). In diesem Sinne soll sich hier für einen Untersuchungsplan oder Design entschieden werden. Dies ist zu Trennen von der Wahl für bestimmte Methoden (Datenerhebung, Datenauswertung).

Als Untersuchungsplan wurde sich hier für die Einzelfallanalyse entschieden (Mayring, 2002, S. 41 ff.). Auch, wenn es dabei verschiedene Terminologien Anwendung finden (Flick, von Kardorff, Keupp, von Rosenstiel, & Wolff, 1995, S. 45) soll sie den „Königsweg" der interpretativen Sozialforschung darstellen. (Bohnsack, Marotzki, & Meuser, 2003, S. 60) Hierbei stehen die Komplexität des ganzen Falles, der lebensgeschichtliche Hintergrund und die Ganzheit der Person im Blickfeld. Das Interpretieren von Zusammenhängen ist dabei ein wesentlicher Grundgedanke (Mayring, 2002, S. 42). Bei diesem Vorgang ist die verstehende Deutung oder die Erklärung von Zusammenhängen essentiell. Wichtig ist das Prinzip der Wechselbedingtheit, wo angenommen wird, dass „das Einzelne seine Bestimmung nicht aus sich, sondern aus den Gesetzen seiner Beziehung zu anderem erhält" (Bohnsack, Marotzki, & Meuser, 2003, S. 60). Ferner führen die Autoren aus, dass es darum geht im weitergehenden Fallvergleich zu klären, welches allgemeine „Problem" den jeweiligen Fällen zugrunde gelegt werden kann. Ein anderer Aspekt der Fallstudien wird von Neumann betont: Das Herausfiltern der Grundzüge der Fallstudien durch intensive Untersuchung von ein oder zwei Fällen, wobei auf verschiedene Faktoren fokussiert wird (Neuman, 2006, S. 40). Mayring beschreibt dabei den generellen Ablauf der Einzelfallanalyse folgendermaßen (Mayring, 2002, S. 43-44):

1) Formulierung der Fragestellung
2) Falldefinition
3) Bestimmung von spezifischen Methoden
4) Aufbereitung des Materials (Fallzusammenfassung und Fallstrukturierung)
5) Einordnung in den Zusammenhang

Dieser grobe Ablaufplan soll als Orientierung für diese Studie gelten. Weitere Aspekte der allgemeinen Vorgehensweise stellen die Authentizität (weitestgehende Erfassung und Beschreibung des Forschungsgegenstandes durch den Forscher) und Strukturierung (Verstehen aus abstrahierender Perspektive) dar (Flick, von Kardorff, Keupp, von Rosenstiel, & Wolff, 1995, S.148).

2.3 Sample und Zugang zum Feld

In gemeinsamer Besprechung wurde eine Übersicht geschaffen, welche Yoga-Lehrerinnen sich in Flensburg anhand von Internetauftritten aus zugänglich herausstellen. Die eingangs genannten Einschlusskriterien wurden dabei beachtet.
In Vorbereitung des Zugangs zum Feld galt es zu beachten, dass einige Zugeständnisse vom Interviewpartner erwartet werden. So zum Beispiel das Infrage stellen von bisherigen Selbstverständlichkeiten (Wolf, 2012, S. 335). In der Beschreibung dieses Abschnittes wird Interview 1, das vom Autor geführte Interview, im Wesentlichen beschrieben.
Es konnte vor Weihnachten ein Interviewtermin, angesetzt auf eine Stunde, telefonisch ausgehandelt können. Beim vereinbarten Treffen stellte sich jedoch heraus, dass die Person auch nach mehrmaligem Kontaktversuch nicht an dem genannten Ort war. Schließlich gab es eine telefonische Rückmeldung, mit einer Entschuldigung und kurzfristiger Absage aufgrund mangelnder verbleibender Zeit. Danach gab es zwei weitere telefonische Kontaktversuche hinsichtlich praktizierender Yogalehrerinnen in Flensburg zur Terminvereinbarung. Dabei wurde versucht bereits konkrete Vorschläge für Termine zu unterbreiten (Hermanns, 2012, S. 362). Doch auch hier, mit jeweiliger Bedenkzeit und terminlichen Schwierigkeiten verknüpft, konnte kein Interview vereinbart werden. Diese Erfahrungen standen im Eindruck der letzten regulären Arbeitswoche im Dezember und ergaben ein Bild eines hohen Termindrucks bei den angesprochenen Personen. Somit erschien die Zumutung, Zeit für Gespräche aufzubringen sehr hoch (ebenda).
Schließlich konnten in Neubrandenburg, dem Aufenthaltsort des Autors über die Weihnachtspause, mehrere Internetauftritte von Yogaschulen ausgemacht werden.
Hierbei kam es zum telefonischen Kontaktaufnahme, bei dem das grundsätzliche Forschungsanliegen beschrieben wurde. Auch hier zeigte die Yogalehrerin ein grundsätzliches Interesse an der Teilnahme. Allerdings konnte erst nach einem Rückruf ein Termin ausgemacht werden, welcher sich als der 08.01.2014 herausstellte. Die Yogalehrerin war gewillt an diesem Tag innerhalb ihrer eigentlich einstündigen Mittagspause für das Interview bereit zu stehen.

2.4 Datenerhebung: Begründung des Ansatzes eines qualitativen Leitfaden-Interviews

Die Forscher haben ein Leitfadeninterview als qualitative Technik der Erhebung zur Anwendung gebracht. (Mayring, 2002, S. 134)

Der Vorteil in dieser Analysemethode ist der Kompromiss zwischen Offenheit und Geschlossenheit. Das Prinzip der Offenheit meint hier, dass der Interviewte frei antworten können soll, ohne vorgegebene Antwortalternativen (Mayring, 2002, S. 68 f.). Dies ist im Interviewprozess förderlich für die Vertrauensbeziehung zwischen dem Interviewer und den Befragten, weswegen der Befragte in der Regel ehrlichere Antworten gibt (ebenda). Allerdings gelingt es durch die „mittlere Strukturierungsqualität" der Leitfadeninterviews sicherzustellen bestimmte Themengebiete abzufragen (Problemzentrierung), aber gleichzeitig narrative Anteile der Befragten einfließen lassen zu können (Bohnsack, Marotzki, & Meuser, 2003, S. 114). Ein Gewinn stellt in diesem Fall Chance der Feststellung von Gemeinsamkeiten und Unterschieden zwischen den Interviews dar, da diese Vergleichbarkeit entlang des gleichen Leitfadens gegeben ist. Dabei wurde dieser flexibel gehandhabt und ist kein fixes Instrument im Sinne eines Ablaufschemas. Somit wird der Leitfaden der Beschreibung eines „Orientierungsrahmens" als Basis für die folgende Analyse gerecht (ebenda).

Mayring beschreibt, dass sich das problemzentrierte Leitfadeninterview hervorragend für eine theoriegeleitete Forschung anbietet, bei der bereits einiges über den Gegenstandbereich bekannt ist (Mayring, 2002, S. 70). Entlang dieser Beschreibung stellt diese Methode ein geeignetes Mittel zur Erforschung der in der Einleitung genannten Fragestellung dar.

Analog ist es auf Basis dieser Struktur möglich in der späteren Analyse deduktive Erkenntnisse zu erlangen. Diese Erkenntnisse beziehen sich direkt auf die gestellten Fragen. Darüber hinaus ist es aber auch möglich durch die narrativen Elemente induktiv Themengebiete zu erkennen, die vorher nicht in den Leitfaden eingearbeitet waren, aber hinsichtlich der Fragestellung einen hilfreichen Beitrag leisten.

Der Leitfaden (siehe Anhang 6.1) unterteilt sich in Hauptfragen und Nebenfragen. Dies ermöglichte das Aufstellen einer Frage mit einer gleichzeitigen alternativen Formulierung, um im Falle eines Nichtverstehens aus Sicht der Interviewten eine Paraphrase oder ergänzende Frage anbieten zu können.

Die Eisbrecherfrage sollte einfach zu beantworten sein und den Erzählfluss generieren.

Der erste Block fragt direkt nach den Motivationen und Gründen für das Ausführen einer Yogalehrertätigkeit. Der zweite Block behandelte Yoga als Lehre, um durch die Antworten auf diese Frage ein Verständnis für die Philosophie des Yoga aus Sicht der Befragten zu erlangen. Der dritte Block zielt direkt auf die eigens beschriebenen Zusammenhänge zwischen Gesundheit und Krankheit, um im Sinne der Laientheorien von Gesundheit und Krankheit Erkenntnisse zu erlangen. Im vierten Block werden Fragen behandelt, die bei der Eingrenzung von Coping-Strategien helfen sollen „Hilft Ihnen Yoga bei der Bewältigung von Krankheit?" sowie beim Gesundheitshandeln „Hilft Yoga Ihnen bei der Erhaltung von Gesundheit?". Im fünften Block geht es darum nach Beschreibungen der Yogalehrerinnen einzuholen, die zunächst auf die gesundheitliche Wirkung von Yoga auf die Schüler zielten, um ein Bild von der Wirksamkeit der Yogapraxis zu erhalten. Schließlich setzt die Abschlussfrage den Schlusspunkt, bei der selbsternannte Schwerpunkte gesetzt werden konnten. Diese stellten sich später als durchaus erzählgenerierend heraus, da beide Teilnehmerinnen dabei die Chance erhielten selbstständig persönlich wichtige Belange zu dieser Thematik zu äußern. Der Leitfaden ist eingebettet in den Gesamtplan des Interview, mit der Einverständniserklärung im Vorfeld und der Frage nach zu soziodemografischen Kennwerten nach dem eigentlichen Interview.

2.4 Durchführung der Interviews und Interviewprotokoll

Bei der Beschreibung der Durchführung des Interviews soll hier ein Schwerpunkt auf die Beschreibung des Interviews gelegt werden, welches in Neubrandenburg geführt wurde.

Das Interview fand in den Räumlichkeiten des Yoga-Loft in Neubrandenburg statt.

Bei der Durchführung waren die von Herrmanns angeführten „Regieanweisungen" eine Orientierung. (Hermanns, 2012, S. 367 f.) Vor allem der latenten beabsichtigten Naivität wurde im Vorfeld Beachtung geschenkt.

Die Begrüßung erfolgte freundlich und mit wurde zu Beginn aus Initiative der Befragten heraus die Räumlichkeit gezeigt. So wurde mir ein Bild von den Räumlichkeiten, den Vorteilen und Widrigkeiten der Umwelt vermittelt. Das war hilfreich, um ein Verständnis für allgemeinen die Arbeitsabläufe innerhalb des Studios zu bekommen. Beispielsweise gibt es für die Yoga-Schüler einen bewusst bequem gestalteten Umkleide- und Aufenthaltsraum, um sich nach der Yoga-Stunde den angenehmen Austausch zwischen den Teilnehmer zu gewährleisten.

Nach ca. 10 Minuten Rundgang wurde ein Tee bereitgestellt und von der Befragten Entspannungsmusik gestartet, die im Hintergrund lief. Ich stellte mich kurz als Person vor, nannte wesentliche Schritte in meinem Ausbildungsweg und erläuterte das Forschungsvorhaben möglichst authentisch (Flick, von Kardorff, Keupp, von Rosenstiel, & Wolff, 1995, S. 148). Dies geschah ohne weitergehende Nachfrage der Yogalehrerin.

Bei der Erläuterung der Einverständniserklärung und der Information zum Datenschutz kam es zu einer Unterbrechung durch eine Besucherin, die sich zu Kurszeiten informieren wollte. Die Befragte widmete sich daraufhin kurz der Besucherin. Danach unterschieb Sie die

Einverständniserklärung mit den Worten „Tja, in Deutschland ist sowas immer nötig" (sinngemäß). Die Aufnahme und das Interview konnte somit entlang des Plans starten.

Innerhalb des ersten Teils des Gesprächs stellte sich heraus, dass ich als Interviewer mehr Sprechtext produziert habe als eigentlich vorgesehen. Dies ist der persönlichen Aufgeregtheit zuzurechnen und zeigt die mangelnde Routine mit dem „Rekorder-Unwohlsein" (Hermanns, 2012, S. 362). Zudem gab es mehrere Nachfragen seitens der Befragten, auf die es einzugehen galt, womit das Gespräch einige Momente des Aushandelns des Gesprächskontextes mit sich brachte. Ein wichtiger Unterschied im Vergleich zum zweiten Interview, bei dem die Befragte in der Regel antwortete, ohne sich nochmals über den gemeinten Sinn der Frage zu informieren. Im Laufe des Gesprächs am 08.01.2014 konnte festgestellt werden, dass sich die Atmosphäre ein wenig lockerte, vor allem nachdem eine Pointe gefallen war, welche zum gemeinsamen Lachen anregte (Zeile 34).

Die Gesprächspartnerin war konzentriert bei der Beantwortung der Fragen. Sie ließ sich nach Abschluss der Fragestellung mitunter einige Sekunden Zeit, um ihre Antwort gedanklich zu formulieren. Ihre Stimmlage kann bei den meisten Themen als entschlossen und begeistert beschrieben werden, manchmal etwas nachdenklich. Auffällig ist, dass Sie in der Ausführung ihrer Antwort in der Regel auf allgemeine Formulierungen („man") zurückgriff.

Hinsichtlich der Körpersprache ist zu erwähnen, dass Sie dem Interviewer durchweg mit verschränkten Beinen und zusammengefalteten Händen auf dem Schoß zugewandt war. In Momenten, bei denen die Befragte eine Formulierung suchte, senkte sie den Kopf. Es stellte sich direkter Blickkontakt bei der Fragestellung ein und insbesondere bei Zustimmungen und bedeutenden Erklärungen, die auch mit einer erhöhten Stimmlage einhergingen.

Am Ende der Aufzeichnung gibt es einen Moment, wo ein Telefonanruf der Yogalehrerin eingeht. Im Gespräch wird darauf nicht weiter eingegangen. Allerdings empfand die Lehrerin dies als unangenehm, so wie Sie nach dem Gespräch berichtete.

Nach dem aufgezeichneten Gespräch war die Atmosphäre spürbar gelockert (Hermanns, 2012, S. 362). Sie erzählte dann unter anderem von ihren Teilnehmern des öffentlichen Lebens (Ärzte, Anwälte, Politiker), welche Einzelstunden bei Ihr nehmen, um nicht Gefahr zu laufen mit Leuten zusammenzukommen, die Sie aus Ihrer beruflichen Tätigkeit bereits in ihrem Alltag antreffen. Ferner beschrieb Sie Schwierigkeiten mit dem Zulassungsverfahren ihrer Tätigkeit bei den Krankenkassen, um eine Abrechnung gemäß SGB §20 geltend zu machen. Hier sei ein persönlicher Kontakt zu Ansprechpartner der jeweiligen Krankenkassen hilfreich.

Insgesamt bot sich ein positives Bild der Tätigkeit, der Räumlichkeit und der Interviewperson.

Die Eindrücke, die direkt nach dem Gespräch im Interviewprototoll aufgezeichnet wurden erwähnen bei „Eindruck über den Interviewpartner": kompetent, sicher, freundlich, auskunftsbereit, bedachte Körperreaktionen.

2.5 Transkription der Interviews

Das vorliegende Interview sollte mit mithilfe des Programms F4 verschriftlicht, also transkribiert werden (Bohnsack, Marotzki, & Meuser, 2003, S. 159). Dies stellt eine Komplexitätsreduktion von der Stufe der Tonaufnahme hin zur schriftlichen Fixierung dar. Die Tonaufnahme des Mobiltelefons als Aufnahmegerät erwies sich als qualitativ hochwertig. Aufgrund der Probeversion konnten mithilfe des Programms allerdings lediglich die ersten zehn Minuten transkribiert werden. Das Programm stellte sich dabei als sehr hilfreich heraus, da ein Zurückspringen auf zuvor getätigte Sprechanteile gut möglich war. Die weiteren 32 Minuten Interview wurden schließlich manuell ausgewertet. Insgesamt dauerte die Transkription des Interviews über drei Stunden. Der Grad der Genauigkeit (Flick, von Kardorff, Keupp, von Rosenstiel, & Wolff, 1995, S. 161) wurde durch die im Seminar bereitgestellten Transkriptionsregeln zugrunde gelegt. Der Umfang beläuft sich auf jeweils rund 14 Seiten Text.

3. Ergebnisse

3.1 Datenauswertung

Das hier verwendete Auswertungsverfahren ist die Qualitative Inhaltsanalyse. Hierbei wird das Material methodisch kontrolliert schrittweise analysiert, wobei ein theoriegeleitetes System im Vordergrund steht (Mayring, 2002, S. 114). Es ist damit ein Verfahren, das primär die im Vorhinein festgelegten Aspekte aus den Daten (Transkripte) herausfiltert, was einer deduktiven Arbeitsweise entspricht. Darüber hinaus ist ein essentieller Bestandteil die systematische Ableitung von Kategorien, die sich aus dem Material ergeben, was eine induktive Vorgehensweise impliziert. Diese Form der Vorgehensweise ist mehr theoriegeleitet als theoriegenerierend (Bohnsack, Marotzki, & Meuser, 2003, S. 90) Die Kategorienbildung ermöglicht eine Auswertung in Bezug auf eine Fragestellung, in Verbindung mit der Bedeutsamkeit von Kategorien. Das Ablaufmodell induktiver Kategorienbildung galt hier als Orientierung (Mayring, 2002, S. 116). Somit kam es schließlich auch zu Kategorienbildungen außerhalb von der in der Fragestellung genannten Punkten kommen.

Darüber hinaus gibt es die Option der Häufigkeitsauszählung der Kategorien, um sich ein Bild von dem Material zu machen. Hinsichtlich der maschinellen Datenauswertung wurde das Programm MaxQda verwendet. Hier geht es um die Analyse von Unterschieden, Ähnlichkeiten und Beziehungen zwischen Textpassagen (Kelle, 2012, S. 385 ff.). In der Anwendung erwies sich vor allem die farbliche Sortierung von Textelementen in Verbindung mit der Kategorienbildung als hilfreiches Element.

3.2 Ergebnisse

In der Kategorisierung der beiden Transkriptionen ließen sich Textstellen finden die deduktiv zur Klärung der Fragestellungen beitrugen, sowie neue Kategorien, die zusätzlich, induktiv zur Fragestellung gefunden wurden. Die folgende Tabelle gibt einen Überblick über die gefundenen Kategorien

Tabelle 1: Übersicht der erstellten Kategorien

Art der Kategorie	Name der Kategorie	Häufigkeit der Textstellen
deduktiv	Subjektive Vorstellungen von Gesundheit und Krankheit (allgemein)	8
	Subjektive Vorstellungen von Gesundheit	12
	Subjektive Vorstellungen von Krankheit	12
	Coping	18
	Gesundheitshandeln	19
induktiv	Wesentliche Yoga-Aspekte	29
	Biografie/ persönliche Motivation	21
	Beispiele Gesundheitshandeln/ Coping bei anderen	11
	Hilfestellung für Teilnehmer	9
	Kinderyoga	4
	Achtsamkeit	2

Grundsätzlich ist auffällig, dass die Befragten einen bemerkenswerten Sprechanteil hinsichtlich der wesentlichen Yoga-Aspekte sowie Biografische/ und persönlicher Motivation generierten. Trotzdem soll an dieser Stelle schwerpunktmäßig auf die deduktiven Kategorien eingegangen werden.

3.3 Interview

Die Umgangsform unterschied sich zwischen den Interviews auffälliger Weise. Während bei Interview 1 eine formelle Anrede beibehalten wurde, wurde beim zweiten Interview von der Befragten aus direkt geduzt. Die Atmosphäre war in beiden Fällen sehr angenehm und verband die Sammlung von Informationsmaterial über die Befragung mit der Besichtigung der Arbeitsstätte der Yogalehrerinnen.

Während die Person im Interview 2 sehr auskunftsfreudig war und viel Sprechtext generierte, kam es bei Interview 1 zu bedachten, teilweise vorsichtigen Antworten. Weitere Aspekte des Interviews im Vergleich zwischen den Teilnehmern wurden bereits im Punkt „2.4 Durchführung der Interviews und Interviewprotokoll" erwähnt.

3.4 Teilnehmerinnen

Hinsichtlich der Personen ist der unterschiedliche Werdegang beachtenswert. Während die erste Person sich nach einer sechsjährigen Yoga-Lehrer-Ausbildung eine Selbstständigkeitsdauer von 14 Jahren beschreibt, ist Teilnehmerin 2 bereits 17 Jahre als Yoga-Lehrerin tätig. Beide kommen aus verwandten Ursprungsberufen, Teilnehmerin 1 ist gelernte Wirtschaftskauffrau, Teilnehmerin 2 hat Bankkauffrau gelernt.

Diese können mit dem verschiedenen Zugang zum Yoga und der unterschiedlichen Perspektive zusammenhängen. Teilnehmerin 1 ist vor ihrer Schulung als Yoga-Lehrerin einer Fitnesstrainertätigkeit nachgegangen. Dahingegen ist Teilnehmerin 2 neben ihrer Yoga-Tätigkeit gleichzeitig Heilpraktikerin für Psychotherapie. Beide verbindet die Affinität zu Kinderyoga, die in der die Teilnehmerinnen ausgebildet sind, jedoch nicht praktizieren.

3.5 Subjektive Vorstellungen von Krankheit und Gesundheit

In der Untersuchung zeigt sich bei den Interviewteilnehmern, dass es leichte Antwortunterschiede aber auch Gemeinsamkeiten zwischen den Teilnehmerinnen ergeben. Es gibt im Material von beiden Teilnehmerinnen Hinweise darauf, dass subjektive Vorstellungen zu Gesundheit und Krankheit im Wesentlichen den Ausgleichs- und Balancetheorien entsprechen, bei dem Balance im System immer wieder erneuert werden muss. (Faltermeier, 2005, S. 196).

Die Beispiele untermauern diese Verbindung:

„Aber ich sollte mich immer bewegen. Weil unser Körper brauch natürlich Bewegung, um ins Gleichgewicht zu kommen. Oder zurück zu kommen in eine gewisse Balance. Denn unser Alltag heißt immer, wir kommen raus aus einer Balance. Ganz klar." (Interview 1, Zeile 36).

„Egal ob ich nun mit mir selber bin oder ob ich bei meinen Kindern bin, ob ich im Beruf bin, in meiner beruflichen Tätigkeit. Es ist immer wichtig diesen Ausgleich zum Beispiel herzustellen oder zu schaffen. Dafür zu sorgen, dass immer wieder eine Balance hergestellt wird, Balance ist ein gutes Stichwort oder Harmonie oder wie auch immer man es nennen möchte." (Interview 2, Zeile 16)

Die Textbeispiele lassen den Schluss zu, dass dabei auch das subjektive Konzept von Gesundheit „Gesundheit als Gleichgewicht" am ehesten dieser Beschreibung zuzuordnen ist (Faltermeier, 2005). Ergänzende Hinweise lassen sich in den ausgewählten Ankerbeispielen finden (vgl. 6.6).

3.6 Coping

Zum Thema der Bewältigungshandlungen bei Stress lassen sich ebenfalls aus dem Text Hinweise im Transkript finden. Dies scheint bei beiden Teilnehmerinnen einen großen Stellenwert einzuräumen. Allerdings wird nicht immer klar, ob es sich eher um problemorientierte oder emotionsorientiere Bewältigung handelt (Faltermeier, 2005, S. 101). Exemplarisch für die Kategorie Coping stehen diese beiden Zitate:

„Das heißt, man hat seine eigene Yoga-Praxis. Man versucht im Laufe des Tages entspannt alle Situationen zu lösen. Man versucht aus dem Stresspegel rauszugehen, der überall ja ist. Alles, Dinge, die mir Yoga geben, will ich in den Alltag integrieren, ganz klar." (Interview 1: 30)

„[..] also ich ziehe mich wirklich raus für Momente aus dem Alltagsgeschehen und bin dann für mich und dann gehe ich wieder heraus von meiner Insel wieder in das Alltagsgeschehen hinein. [..] Das ist eine Möglichkeit ist um mit alltäglichen Stresssituationen die wir alle haben, jeder Mensch hat in irgendeiner Form Stress, aber das ist eine Möglichkeit sich einen Umgang damit anzutrainieren. Um damit einfach besser zurecht zu kommen. Das hat sich bewährt für mich selber und auch so was ich weitergebe." (Interview 2: 20)

Interessant ist es die Parallele herauszustellen, bei der beide Personen Stress als alltäglich akzeptieren und gleichzeitig zugeben selbst Stress zu erleben. Beide erwähnen den Alltag als Stressor. Während Person 1 betont, welche Stellung Yoga bei dieser Bewältigung einnimmt beschreibt die zweite Person, dass es sich bei ihr ein Entfernen aus dem Alltagsgeschehen hilfreich ist und geht nicht weiter darauf ein, was dann passiert. Trotzdem betont Person zwei in diesem Beispiel die Wirksamkeit der Stressbewältigung durch dieses Vorgehen, während die erste Person eher eine Absicht („will") verbalisiert.

3.7 Gesundheitshandeln

Innerhalb der Kategorie Gesundheitshandeln gibt es zahlreiche Beispiele für unterschiedliche Schwerpunkte zu Herangehensweisen, obwohl sich beide sehr holistisch darstellen.

Interessant ist zu beobachten, wie beide Teilnehmerinnen, ohne explizit danach gefragt worden zu sein die Bedeutung des selbständigen, eigenverantwortlichen Handelns hinsichtlich Gesundheit betonen.

„Eigene Verantwortung tragen, das ist ja das. Gehe ich jeden Tag zum Arzt gebe ich dauerhaft die Verantwortung ab und sage" Mach mal bitte. Gib mir irgendwas damit es mir besser geht. Das ist das wo wir im Yoga sagen was, kann ich denn alleine tun, damit es mir besser geht? In welche Richtung kann ich gehen? Ernährung, Bewegung, mehr Schlaf? Mehr Entspannung?" (Interview 1: 68)

„Der Körper ist total wichtig. Jeder hat die Aufgabe für sich selbst den Körper zu erhalten. Das kann kein anderer für uns tun. Wir können uns ab und zu mal Hilfe holen wenn wir Hilfe brauchen. Im Form von was auch immer. Aber grundsätzlich ist es unsere Aufgabe." (Interview 2: 68)

Die Übersicht zu den Ankerbeispielen in der Kategorie Gesundheitshandeln führt weitere Sprechtextbeispiele auf, bei denen Bewältigungsstrategien genannt werden. So werden Ernährung und Bewegung von beiden Teilnehmerinnen hervorgehoben. Teilnehmerin 1 hat sieht für sich schließlich die Atmung als wichtig an (Zeile 22), während Person 2 die Konzentration auf die Gesundheit als bewussten Akt beschreibt (Zeile 28). Insgesamt ergibt sich ein Bild einer Lebensweise mit „integriertem Gesundheitshandeln" (Faltermeier, 2005, S. 202).

3.8 Exklusivitätsanspruch von Yoga

Eine zuvor nicht theorisierte Gemeinsamkeit stellt sich dar, nachdem beide Gesprächspartnerinnen in ihrer Rolle als Lehrerin Yoga keinen Exklusivitätsanspruch hinsichtlich Gesundheit geben. Dabei machen sie inhaltlich sehr verwandte Aussagen und heben gleichzeitig trotzdem die Wichtigkeit von Bewegung hervor.
Diese Textstellen zeigen die Parallele auf.

„Dazu gehört immer, dass ich mich bewege. Egal was. Es muss ja nicht Yoga sein. Aber ich sollte mich immer bewegen." (Interview 1, Zeile 36)

„Oder auch ein gesundes Maß an Bewegung. Wieviele Menschen machen das nicht. Sitzen im Büro, sitzen zuhause. Gehen nicht an die frische Luft. Bewegen sich nicht. Ja was auch immer es sein mag. Es muss nicht immer Yoga sein. Es muss etwas sein was zu dem Menschen passt." (Interview 2, Zeile 42)

Somit wird grundsätzlich auch anderen Bewegungslehren oder Sportarten eine positive Wirkung für das anwendende Individuum zugesprochen.

4. Diskussion

4.1 Diskussion der Ergebnisse und methodische Reflexion

Es ist deutlich, dass sich die quantitativen Maßstäbe für Gütekriterien zur Forschung (Reliabilität, Validität) nicht auf die inhaltsbezogene Arbeitsweise der quantitativen Forschung angewendet werden können. Daher stehen hinsichtlich Diskussion der Ergebnisse und der verwendeten Methoden auch die allgemeinen Gütekriterien qualitativer Forschung im Vordergrund (Mayring, 2002, S. 142 f.).

4.2 Argumentative Interpretationsabsicherung

Bei der Argumentativen Interpretationsabsicherung wurde darauf geachtet die jeweiligen Thesen und Rückschlüsse mit Textpassagen zu begründen. Es kann jedoch nicht ausgeschlossen werden, dass alternative Deutungen bei der Kategorienbildung oder Interpretation gegeben sein könnten. Schließlich besteht die Möglichkeit, dass einige Kategorien nicht trennscharf zwischen Textpassagen unterscheiden.

4.3 Regelgeleitetheit

Wie in diesem Bericht mehrmals betont, wurden Leitlinien und Ablaufmodelle als Orientierungen zurate gezogen. Dies bedeutet, dass die Arbeit regelgeleitet passiert ist, mit vorheriger Auswahl der Angemessenheit des Verfahrens. So konnte ein systematisches und sequentielles Vorgehen gesichert werden. Allerdings ist als Schwäche anzuführen, dass bei der erstmaligen Anwendung eines Leitfadeninterviews im Interview noch kein routiniertes Vorgehen vorhanden sein konnte. Gleiches gilt für die Anwendung von MAXQDA.

4.4 Nähe zum Gegenstand

Dieser Punkt fand Beachtung durch die Interviews in den Lehrstätten der Yogalehrerinnen. So konnte ein authentischer Eindruck zur Lebens- und Arbeitsumwelt der Personen eingeholt werden, bei der den Teilnehmerinnen die Chance der Selbstdarstellung eingeräumt wurde.

4.5 Kommunikative Validierung

Dies konnte in diesem Rahmen nicht geleistet werden. Die befragten Personen haben das Material nicht weiter besichtigt. Die Argumentative Bestätigung ist somit kein Bestandteil dieses Berichtes.

4.6 Triangulation

Es wurden in Anbetracht des Umfangs an dieser Stelle keine weiteren Interpretationsansätze, Theorieansätze und Methoden diskutiert. Durch eine weitergehende Auseinandersetzung mit der Thematik würden sich sicher weitere Zugänge ergeben, wie beispielsweise die systematische Auswertung der Internetauftritte.

Die Untersuchung weist insofern Limitierungen auf, als dass lediglich zwei Yogalehrerinnen befragt wurden. In Anbetracht zusätzlicher Interviews ergäben sich ggf. weiter Kategorien zur Auswertung. Zudem ist der Geschlechteraspekt und der Altersaspekt in dieser Untersuchung nicht schwerpunktmäßig diskutiert worden. Hier würde das Potential bestehen mit weiteren Interviews ein besseres Verständnis der Stratifikation zu erlangen.

Schließlich wurde zwischen den Forschern diskutiert, ob die Erstellung eines Wertes für die Intercoderreliabilität sinnvoll sei. Dieser könnte einen Eindruck geben, inwiefern die Schwerpunktsetzung der Kategorienbildung und Zuweisung Im Vergleich zwischen den Forschern funktioniert hat. In Anbetracht des Mehraufwandes und der Errechnung eines quantitativen Messwertes wurde davon abgesehen.

Allerdings kann alternativ eine von MaxQda generierte Interkodierkorrelationsmatrix eingebracht werden. Diese gibt Aufschluss welche Passagen doppelt kodiert worden. So kann grafisch aufgezeigt werden, wie die verschiedenen Kodierungen miteinander in Beziehung stehen. Insbesondere zwischen Coping und den subjektiven Vorstellungen zu Krankheit scheint es eine hohe Korrelation zu geben. Darüber hinaus scheinen wesentliche Yoga-Aspekte und die Biografie/ persönliche Motivation der Befragten eng miteinander verknüpft zu sein.

Codesystem	Achts...	Kinde...	Hilfes...	Subje...	Gesu...	Krank...	Coping	Beispi...	Wese...	Biogr...	Gesu...
Achtsamkeit				·	·	·	·	·	·		·
Kinderyoga									●		
Hilfestellung für Teilnehmer								●		●	●
Subjektive Vorstellungen	·			·	●	●	●	·	·	·	·
Gesundheit	·			●	·	●	·	·	·	·	●
Krankheit	·			●	●	·	●	·	●	·	·
Coping	·			●	·	●	·	·	●	·	·
Beispiele Gesundheitshandel...	·	●		·	·	·	·	·	●	·	●
Wesentliche Yoga-Aspekte	·			·	·	·	●	●	·	●	●
Biografie/ persönliche	●	●		·	·	·	·	●	●	·	●
Gesundheitshandeln	·			·	●	·	·	●	·	●	·

Abbildung 1: Interkodierkorrelationsmatrix

5. Inhaltsverzeichnis

Antonowsky, A. (1979). *Health, Stress and Coping.* London: Jossey-Bass.

Baier, K. (2011). Modern Yoga Studies. In B.-J. Hildeberath, & C. Mendoce, *Begegnen statt imponieren. Zum Verhältnis von Religion und Kultur.* (S. 214-239). Ostfildern: Matthias Grünewald Verlag.

Bandi, H. K., Pravati, P., Pal, G., Balachander, J., Jayasettiaseelon, E., Sreekanth, Y., . . . Gaur, G. (Januar 2014). Effect of yoga therapy on heart rate, blood pressure and cardiac autonomic function in heart failure. *Journal of Clinical and Diagnostic Research for doctors*, S. 14-6.

Berufsverband der Yogalehrenden in Deutschland e.V. (2014). *http://www.yoga.de/fileadmin/Presse/datenfakten.* Von www.yoga.de: http://www.yoga.de/fileadmin/Presse/datenfakten.pdf abgerufen

Bohnsack, R., Marotzki, W., & Meuser, M. (2003). *Hauptbegriffe qualitativer Sozialforschung.* Opladen: Leske + Budrich.

Faltermeier, T. (2005). *Gesundheitspsychologie.* Stuttgard: Kohlhammer.

Flick, U., von Kardorff, E., Keupp, H., von Rosenstiel, L., & Wolff, S. (1995). *Handbuch qualitative Sozialforschung.* Weinheim: Psychologie Verlags Union.

Flick, Uwe. (1998). *Subjektive Vorstellungen von Gesundheit und Krankheit. Überblick und Einleitung.* Weinheim: Juventa.

Fuchs, C. (2010). *Yoga. Im Spiegel der Wissenschaft.* Göttingen: Berufsverband der Yogalehrenden in Deutschland e.V.

Hermanns, H. (2012). Interviewen als Tätigkeit. In U. Flick, E. von Kardorff, & I. Steinke, *Qualiative Forschung. Ein Handbuch.* (S. 360-368). Reinbeck bei Hamburg: Rowolt.

Hill, C. (2013). Is yoga an effective treatment in the management of patients with chronic low back pain compared with other care modalities - a systematic review. *Journal of Complementary and Integrative Medicine*, S. 211-220.

Kelle, U. (2012). Computergestützte Analyse qualitativer Daten. In U. Flick, E. v. Kardorff, & I. Steinke, *Qualitative Forschung. Ein Handbuch. (9.Auflage)* (S. 485-502). Reinbeck bei Hamburg: Rowolt.

Mayring, P. (2002). *Einführung in die qualitative Sozialforschung.* Weinheim und Basel: Beltz Verlag.

Murray, M., & Chamberlain, K. (1998). Qualitative Research in Health Psychology. *Journal of Health Psychology Vol. 3 (3)*, S. 291-295.

Neuman, W. L. (2006). *Social Research Methods. Qualitative and Quantitative Approaches.* Boston: Pearson.

Schäfer, A. (2013). Yoga – Kraftquelle für Körper und Seele. *Psychologie Heute*, unbekannt.

Sterzenbach, K. (2010). *30 Minuten Business Yoga.* Offenbach: GABAL Verlag.

Ward, L., Stebbings, S., Cherkin, D., & Baxter, G. (Dezember 2013). Yoga for functional ability, pain and psychosocial outcomes in musculoskeletal conditions: a systematic review and meta-analysis. *Musculoskeletal Care*, S. 203–217.

Wolf, S. (2012). Wege ins Feld und ihre Varianten. In U. Flick, E. von Kardorff, & I. Steinke, *Qualitative Forschung. Ein Handbuch* (S. 334-348). Reinbek : Rowolt.

6. Anhang

Interviewleitfaden

Fragestellung: Wie sind die subjektiven Vorstellungen von YogalehrerInnen im Bezug auf Gesundheit und Krankheit? (Persönlicher Umgang sowie eigenes Gesundheitshandeln)

	Hauptfragen:	Nachfragen:
Eisbrecherfrage	Wie sind Sie zu Yoga gekommen?	Wann haben Sie mit Yoga angefangen?
1. Block: Gründe für Yoga	Warum machen Sie Yoga?	Warum sind Sie YogalehrerIn geworden?
2. Block: Yoga als Lehre	Wie würden Sie die Lehre des Yoga beschreiben?	Wo lässt sich die Lehre in ihrem Alltag wiederfinden?
3 Block: Yoga und Gesundheit/Krankheit	Was verstehen Sie unter Gesundheit? Was verstehen Sie unter Krankheit?	Gibt es für Sie einen Bezug von Yoga zu Gesundheit? Gibt es einen Bezug zu Krankheit?
4. Block. Yoga und subjektive Gesundheit	Hilft Yoga Ihnen bei der Erhaltung von Gesundheit? Hilft Ihnen Yoga bei der Bewältigung von Krankheit?	Hat Yoga Einfluss auf die persönliche Wahrnehmung ihres Gesundheitszustandes?
5. Block: Yoga und die Gesundheit der Yoga-Schüler	Welche Wirkung hat ihr Yoga auf die Gesundheit ihrer Schüler? Können Sie hierfür Beispiele aufführen?	Was möchten Sie ihren Schülern in Bezug auf Gesundheit, was in Bezug auf Krankheit vermitteln?
Abschlussfrage:	Möchten Sie mir noch etwas mitteilen, was ich nicht gefragt habe und Sie für wichtig erachten?	

Ankerbeispiele zu deduktiven Kategorien

Übersicht Subjektive Vorstellungen von Gesundheit und Krankheit

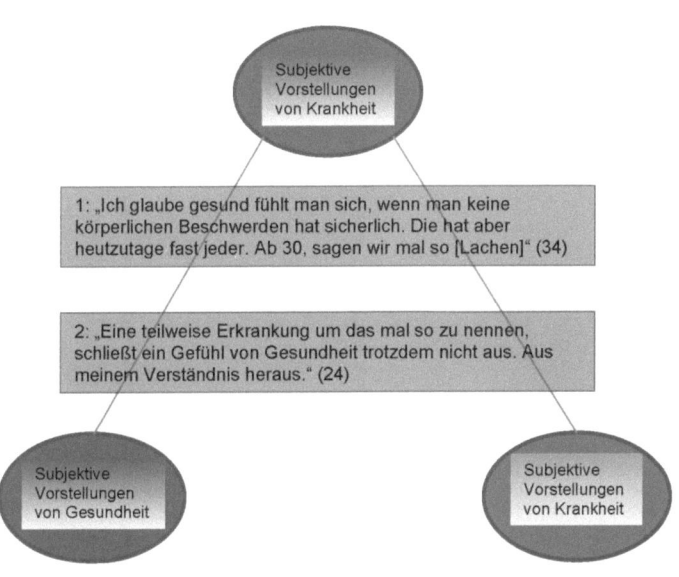

Subjektive Vorstellungen von Krankheit

1: „Ich glaube gesund fühlt man sich, wenn man keine körperlichen Beschwerden hat sicherlich. Die hat aber heutzutage fast jeder. Ab 30, sagen wir mal so [Lachen]" (34)

2: „Eine teilweise Erkrankung um das mal so zu nennen, schließt ein Gefühl von Gesundheit trotzdem nicht aus. Aus meinem Verständnis heraus." (24)

Subjektive Vorstellungen von Gesundheit

Subjektive Vorstellungen von Krankheit

1. Wenn ich mit diesen Beschwerden umgehen kann. Wenn ich etwas tue, um sie zu lindern. Um insgesamt eigentlich ein zufriedenes und glückliches Leben zu führen. Das ist für mich eigentlich Gesundheit. Dazu gehört immer, dass ich mich bewege. Egal was. Es muss ja nicht Yoga sein. (36)

2. „Im Westlichen ist es häufig so, ich habe dazu mal eine Definition gelesen, ich weiß nicht wer das gesagt hat, da hat jemand Gesundheit definiert als Abwesenheit von Krankheit. [...]Und in der östlichen Tradition sagt man eher Gesundheit ist ein Zustand insgesamten Wohlbefindens." (22) „Also man könnte Gesundheit auch mit absolutem Gleichgewicht vielleicht vergleichen." (26)

1. „Was ist Krankheit? [ja] [Pause] Das find ich total schwer. Was ist Krankheit? [Lachen] Krankheit sind sicherlich organische Schmerzen, das können aber genauso ja auch Depressionen sein. Krankheit ist immer das Gefühl, dass ich nicht in meiner Mitte bin. Dass ich nicht [räuspern] ganzheitlich fit oder gesund bin." (45)

2. „Jede Erkrankung will uns etwas sagen. Das ist eine Botschaft. Und die gilt es zu verstehen. Das ist eine Störung in dieser Balance in diesem Gleichgewicht was wir eigentlich haben." (26)

Umgang mit Krankheiten

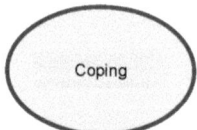

1: „Man versucht im Laufe des Tages entspannt alle Situationen zu lösen. Man versucht aus dem Stresspegel rauszugehen, der überall ja ist. Alles, Dinge, die mir Yoga geben, will ich in den Alltag integrieren, ganz klar." (30)

„Also der Umgang mit Beschwerden, wie geh ich damit um, ist glaube ich ein Riesenthema. Eigene Verantwortung tragen, das ist ja das. Gehe ich jeden Tag zum Arzt gebe ich dauerhaft die Verantwortung ab und sage: Mach mal bitte. Gib mir irgendwas damit es mir besser geht. Das ist das wo wir im Yoga sagen was, kann ich denn alleine tun, damit es mir besser geht?" (69)

2: „[..] also ich ziehe mich wirklich raus für Momente aus dem Alltagsgeschehen und bin dann für mich und dann gehe ich wieder heraus von meiner Insel wieder in das Alltagsgeschehen hinein. [..] Das ist eine Möglichkeit ist um mit alltäglichen Stresssituationen die wir alle haben, jeder Mensch hat in irgendeiner Form Stress, aber das ist eine Möglichkeit sich einen Umgang damit anzutrainieren. Um damit einfach besser zurecht zu kommen. Das hat sich bewährt für mich selber und auch so was ich weitergebe." (20)

„Weil ja die Körperwahrnehmung geschult wird über Yoga, oder verbessert wird. Kann ich dann auch in solchen Situationen wenn ich eine Erkrankung habe, dann eben diese geschulte Körperwahrnehmung dabei helfen dann eben die Lösung dafür zu erkennen, oder herauszufinden was brauche ich. Was muss ich tun, was hilft mir. Und was hilft mir eher nicht. Was tut mir nicht gut. Also das greift immer alles ineinander. Finde ich. Also wie gesagt ganzheitlich. Das ist ein großes Paket." (32)

Gesundheitshandeln

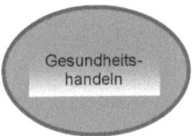

1: „Für mich persönlich sind die Atemübungen ganz wichtig. Da lernt man in der Ausbildung spezielle Atemübungen, die man nicht vermittelt im Unterricht, sondern, die man für sich benutzt. Um einfach Kraft zu sammeln zum Beispiel, um sich zu zentrieren. Das ist das worauf ich selbst spezialisiert bin für mich." (22)
„Genau, da spielt natürlich Ernährung eine große Rolle. Neben der Bewegung, die man einnimmt. Da spielt ne Rolle, das man einfach seine Grenzen erkennt im Alltag. Also genug schläft, ne, diese ganzen Dinge. Ja und dann, das führt ja auch zu ner gewissen Gesundheit." (39)

2: „Nicht nur machen, machen, machen, machen. Nicht nur aktiv, aktiv aktiv sein, auch zwischendurch herunterfahren, spüren, wahrnehmen. Einfach dem Körper Zeit geben." (18)
„Ich würde mich immer auf die Gesundheit konzentrieren und nicht das Symptom oder die Krankheit durch noch mehr Aufmerksamkeit verstärken." (28)
„Wir müssen etwas dafür tun um Gesund zu bleiben, das glaube ich ganz bestimmt. Und unser Körper, das sage ich besonders bei Anfängern, unser Körper braucht auch eigentlich nicht viel. Der braucht frische Luft, der braucht gesunde Ernährung, der braucht ein gesundes Maß an Bewegung und ein gesundes Maß an Ruhe. Wenn wir ihm alles das geben, frische Luft und und und-- dann gehts ihm eigentlich -- viel mehr braucht er nicht." (40)

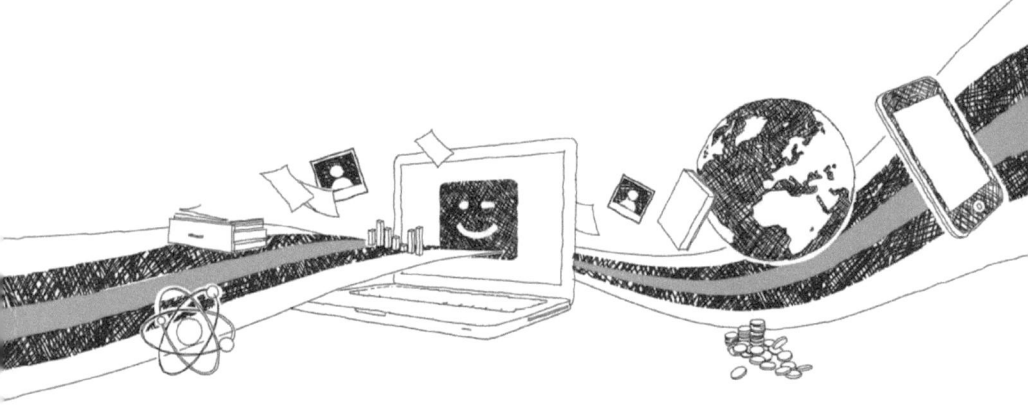
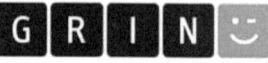